This Blood Pressure Tracking Log Belongs to:

_____

Disclaimer: This information is intended for educational purposes only. It should not be interpreted as medical advice, diagnosis, or treatment and should not substitute for the professional advice of your physician or other qualified health care provider. If you have questions about a health condition, always seek the advice of your physician or other qualified health care provider.

Congratulations on obtaining your Blood Pressure Tracking Log!

If you have been diagnosed with hypertension, tracking your blood pressure every day is the first step in taking responsibility for your health. Tracking your blood pressure allows you and your doctor to better understand trends based on your blood pressure readings. It is important for your doctor to have this information to make needed adjustments in your medications – whether it is increasing or decreasing your dosage or taking you off medication altogether.

Ideally, you should take your blood pressure twice a day – in the morning upon rising and in the evening before bedtime.

Here are several tips to take into consideration when you take your blood pressure:

- Do not place the cuff over your clothing when you are taking your blood pressure.
- Take your blood pressure on your left arm. However, you can use the right arm if approved by your doctor.
- Do not cross your feet.
- Make sure your feet are flat on the floor.
- Rest your arm flat on a table (about the level of your heart).
- Make sure your back is supported if you are sitting up.
- Remain quiet and still during the reading.
- Write the date and your blood pressure numbers, including your pulse rate, on the tracking log.
- Proceed to taking your blood pressure medication **as prescribed by your doctor.**

The chart below provides a guide to understanding your blood pressure reading.

Blood Pressure Category	Systolic mm Hg (Upper Number)		Diastolic mm Hg (Lower Number)
Normal	Less than 120	and	Less than 80
Elevated	120 – 129	and	Less than 80
High Blood Pressure (Hypertension) Stage 1	130 – 139	or	80-89
High Blood Pressure (Hypertension) Stage 2	140 or higher	or	90 or Higher
Hypertensive Crisis (Consult your doctor immediately)	Higher than 180	and/or	Higher than 120

Figure 1: Understanding Blood Pressure Readings. Adapted from the American Heart Association (Nov. 2017)

IMPORTANT INFORMATION TO KNOW

Names of my high blood pressure medication(s) and dosage(s)

1. _____
2. _____
3. _____

Other Medication(s)

1. _____
2. _____
3. _____

My Doctor's Name: _____ **Phone #** _____

TEN LIFESTYLE CHANGES THAT CAN HELP CONTROL HIGH BLOOD PRESSURE

- ☐ Eating a healthy diet, one which is high in fruits, vegetables, lean protein and whole grains and low in salt and fat
- ☐ Reducing the amount of salt/sodium in your diet
- ☐ Regular aerobic exercise (such as brisk walking)
- ☐ Losing weight
- ☐ Cutting back on caffeine
- ☐ Quitting smoking
- ☐ Limiting alcohol consumption
- ☐ Seeking treatment for sleep apnea
- ☐ Reducing stress
- ☐ Monitoring and logging your blood pressure at home and seeing your doctor regularly

MY BLOOD PRESSURE TRACKING LOG

TODAY'S DATE	TIME	BLOOD PRESSURE READING		PULSE RATE	TOOK MEDICATION
		(Systolic) Top #	(Diastolic) Bottom #		Yes or No
					Y N
					Y N
					Y N
					Y N
					Y N
					Y N
					Y N
					Y N
					Y N
					Y N
					Y N
					Y N
					Y N
					Y N

Notes:

MY BLOOD PRESSURE TRACKING LOG

TODAY'S DATE	TIME	BLOOD PRESSURE READING		PULSE RATE	TOOK MEDICATION
		(Systolic) Top #	(Diastolic) Bottom #		Yes or No
					Y N
					Y N
					Y N
					Y N
					Y N
					Y N
					Y N
					Y N
					Y N
					Y N
					Y N
					Y N
					Y N
					Y N

Notes:

MY BLOOD PRESSURE TRACKING LOG

TODAY'S DATE	TIME	BLOOD PRESSURE READING		PULSE RATE	TOOK MEDICATION
		(Systolic) Top #	(Diastolic) Bottom #		Yes or No
					Y N
					Y N
					Y N
					Y N
					Y N
					Y N
					Y N
					Y N
					Y N
					Y N
					Y N
					Y N
					Y N
					Y N

Notes:

MY BLOOD PRESSURE TRACKING LOG

TODAY'S DATE	TIME	BLOOD PRESSURE READING		PULSE RATE	TOOK MEDICATION
		(Systolic) Top #	(Diastolic) Bottom #		Yes or No
					Y N
					Y N
					Y N
					Y N
					Y N
					Y N
					Y N
					Y N
					Y N
					Y N
					Y N
					Y N
					Y N
					Y N

Notes:

MY BLOOD PRESSURE TRACKING LOG

TODAY'S DATE	TIME	BLOOD PRESSURE READING		PULSE RATE	TOOK MEDICATION
		(Systolic) Top #	(Diastolic) Bottom #		Yes or No
					Y N
					Y N
					Y N
					Y N
					Y N
					Y N
					Y N
					Y N
					Y N
					Y N
					Y N
					Y N
					Y N

Notes:

MY BLOOD PRESSURE TRACKING LOG

TODAY'S DATE	TIME	BLOOD PRESSURE READING		PULSE RATE	TOOK MEDICATION
		(Systolic) Top #	(Diastolic) Bottom #		Yes or No
					Y N
					Y N
					Y N
					Y N
					Y N
					Y N
					Y N
					Y N
					Y N
					Y N
					Y N
					Y N
					Y N
					Y N

Notes:

MY BLOOD PRESSURE TRACKING LOG

TODAY'S DATE	TIME	BLOOD PRESSURE READING		PULSE RATE	TOOK MEDICATION
		(Systolic) Top #	(Diastolic) Bottom #		Yes or No
					Y N
					Y N
					Y N
					Y N
					Y N
					Y N
					Y N
					Y N
					Y N
					Y N
					Y N
					Y N
					Y N
					Y N

Notes:

MY BLOOD PRESSURE TRACKING LOG

TODAY'S DATE	TIME	BLOOD PRESSURE READING		PULSE RATE	TOOK MEDICATION
		(Systolic) Top #	(Diastolic) Bottom #		Yes or No
					Y N
					Y N
					Y N
					Y N
					Y N
					Y N
					Y N
					Y N
					Y N
					Y N
					Y N
					Y N
					Y N
					Y N

Notes:

MY BLOOD PRESSURE TRACKING LOG

TODAY'S DATE	TIME	BLOOD PRESSURE READING		PULSE RATE	TOOK MEDICATION
		(Systolic) Top #	(Diastolic) Bottom #		Yes or No
					Y N
					Y N
					Y N
					Y N
					Y N
					Y N
					Y N
					Y N
					Y N
					Y N
					Y N
					Y N
					Y N
					Y N

Notes:

MY BLOOD PRESSURE TRACKING LOG

TODAY'S DATE	TIME	BLOOD PRESSURE READING		PULSE RATE	TOOK MEDICATION
		(Systolic) Top #	(Diastolic) Bottom #		Yes or No
					Y N
					Y N
					Y N
					Y N
					Y N
					Y N
					Y N
					Y N
					Y N
					Y N
					Y N
					Y N
					Y N
					Y N

Notes:

MY BLOOD PRESSURE TRACKING LOG

TODAY'S DATE	TIME	BLOOD PRESSURE READING		PULSE RATE	TOOK MEDICATION
		(Systolic) Top #	(Diastolic) Bottom #		Yes or No
					Y N
					Y N
					Y N
					Y N
					Y N
					Y N
					Y N
					Y N
					Y N
					Y N
					Y N
					Y N
					Y N
					Y N

Notes:

MY BLOOD PRESSURE TRACKING LOG

TODAY'S DATE	TIME	BLOOD PRESSURE READING		PULSE RATE	TOOK MEDICATION	
		(Systolic) Top #	(Diastolic) Bottom #		Yes	or No
					Y	N
					Y	N
					Y	N
					Y	N
					Y	N
					Y	N
					Y	N
					Y	N
					Y	N
					Y	N
					Y	N
					Y	N
					Y	N
					Y	N

Notes:

MY BLOOD PRESSURE TRACKING LOG

TODAY'S DATE	TIME	BLOOD PRESSURE READING		PULSE RATE	TOOK MEDICATION
		(Systolic) Top #	(Diastolic) Bottom #		Yes or No
					Y N
					Y N
					Y N
					Y N
					Y N
					Y N
					Y N
					Y N
					Y N
					Y N
					Y N
					Y N
					Y N
					Y N

Notes:

MY BLOOD PRESSURE TRACKING LOG

TODAY'S DATE	TIME	BLOOD PRESSURE READING		PULSE RATE	TOOK MEDICATION
		(Systolic) Top #	(Diastolic) Bottom #		Yes or No
					Y N
					Y N
					Y N
					Y N
					Y N
					Y N
					Y N
					Y N
					Y N
					Y N
					Y N
					Y N
					Y N
					Y N

Notes:

MY BLOOD PRESSURE TRACKING LOG

TODAY'S DATE	TIME	BLOOD PRESSURE READING		PULSE RATE	TOOK MEDICATION	
		(Systolic) Top #	(Diastolic) Bottom #		Yes	or No
					Y	N
					Y	N
					Y	N
					Y	N
					Y	N
					Y	N
					Y	N
					Y	N
					Y	N
					Y	N
					Y	N
					Y	N
					Y	N
					Y	N

Notes:

MY BLOOD PRESSURE TRACKING LOG

TODAY'S DATE	TIME	BLOOD PRESSURE READING		PULSE RATE	TOOK MEDICATION
		(Systolic) Top #	(Diastolic) Bottom #		Yes or No
					Y N
					Y N
					Y N
					Y N
					Y N
					Y N
					Y N
					Y N
					Y N
					Y N
					Y N
					Y N
					Y N
					Y N

Notes:

MY BLOOD PRESSURE TRACKING LOG

TODAY'S DATE	TIME	BLOOD PRESSURE READING		PULSE RATE	TOOK MEDICATION
		(Systolic) Top #	(Diastolic) Bottom #		Yes or No
					Y N
					Y N
					Y N
					Y N
					Y N
					Y N
					Y N
					Y N
					Y N
					Y N
					Y N
					Y N
					Y N
					Y N

Notes:

MY BLOOD PRESSURE TRACKING LOG

TODAY'S DATE	TIME	BLOOD PRESSURE READING		PULSE RATE	TOOK MEDICATION
		(Systolic) Top #	(Diastolic) Bottom #		Yes or No
					Y N
					Y N
					Y N
					Y N
					Y N
					Y N
					Y N
					Y N
					Y N
					Y N
					Y N
					Y N
					Y N

Notes:

MY BLOOD PRESSURE TRACKING LOG

TODAY'S DATE	TIME	BLOOD PRESSURE READING		PULSE RATE	TOOK MEDICATION
		(Systolic) Top #	(Diastolic) Bottom #		Yes or No
					Y N
					Y N
					Y N
					Y N
					Y N
					Y N
					Y N
					Y N
					Y N
					Y N
					Y N
					Y N
					Y N
					Y N

Notes:

MY BLOOD PRESSURE TRACKING LOG

TODAY'S DATE	TIME	BLOOD PRESSURE READING		PULSE RATE	TOOK MEDICATION
		(Systolic) Top #	(Diastolic) Bottom #		Yes or No
					Y N
					Y N
					Y N
					Y N
					Y N
					Y N
					Y N
					Y N
					Y N
					Y N
					Y N
					Y N
					Y N
					Y N

Notes:

MY BLOOD PRESSURE TRACKING LOG

TODAY'S DATE	TIME	BLOOD PRESSURE READING		PULSE RATE	TOOK MEDICATION	
		(Systolic) Top #	(Diastolic) Bottom #		Yes	or No
					Y	N
					Y	N
					Y	N
					Y	N
					Y	N
					Y	N
					Y	N
					Y	N
					Y	N
					Y	N
					Y	N
					Y	N
					Y	N

Notes:

MY BLOOD PRESSURE TRACKING LOG

TODAY'S DATE	TIME	BLOOD PRESSURE READING		PULSE RATE	TOOK MEDICATION
		(Systolic) Top #	(Diastolic) Bottom #		Yes or No
					Y　N
					Y　N
					Y　N
					Y　N
					Y　N
					Y　N
					Y　N
					Y　N
					Y　N
					Y　N
					Y　N
					Y　N
					Y　N
					Y　N

Notes:

MY BLOOD PRESSURE TRACKING LOG

TODAY'S DATE	TIME	BLOOD PRESSURE READING		PULSE RATE	TOOK MEDICATION
		(Systolic) Top #	(Diastolic) Bottom #		Yes or No
					Y N
					Y N
					Y N
					Y N
					Y N
					Y N
					Y N
					Y N
					Y N
					Y N
					Y N
					Y N
					Y N
					Y N

Notes:

MY BLOOD PRESSURE TRACKING LOG

TODAY'S DATE	TIME	BLOOD PRESSURE READING		PULSE RATE	TOOK MEDICATION
		(Systolic) Top #	(Diastolic) Bottom #		Yes or No
					Y N
					Y N
					Y N
					Y N
					Y N
					Y N
					Y N
					Y N
					Y N
					Y N
					Y N
					Y N
					Y N
					Y N

Notes:

MY BLOOD PRESSURE TRACKING LOG

TODAY'S DATE	TIME	BLOOD PRESSURE READING		PULSE RATE	TOOK MEDICATION
		(Systolic) Top #	(Diastolic) Bottom #		Yes or No
					Y N
					Y N
					Y N
					Y N
					Y N
					Y N
					Y N
					Y N
					Y N
					Y N
					Y N
					Y N
					Y N

Notes:

MY BLOOD PRESSURE TRACKING LOG

TODAY'S DATE	TIME	BLOOD PRESSURE READING		PULSE RATE	TOOK MEDICATION
		(Systolic) Top #	(Diastolic) Bottom #		Yes or No
					Y N
					Y N
					Y N
					Y N
					Y N
					Y N
					Y N
					Y N
					Y N
					Y N
					Y N
					Y N
					Y N
					Y N

Notes:

MY BLOOD PRESSURE TRACKING LOG

TODAY'S DATE	TIME	BLOOD PRESSURE READING		PULSE RATE	TOOK MEDICATION
		(Systolic) Top #	(Diastolic) Bottom #		Yes or No
					Y N
					Y N
					Y N
					Y N
					Y N
					Y N
					Y N
					Y N
					Y N
					Y N
					Y N
					Y N
					Y N
					Y N

Notes:

MY BLOOD PRESSURE TRACKING LOG

TODAY'S DATE	TIME	BLOOD PRESSURE READING		PULSE RATE	TOOK MEDICATION
		(Systolic) Top #	(Diastolic) Bottom #		Yes or No
					Y N
					Y N
					Y N
					Y N
					Y N
					Y N
					Y N
					Y N
					Y N
					Y N
					Y N
					Y N
					Y N
					Y N

Notes:

MY BLOOD PRESSURE TRACKING LOG

TODAY'S DATE	TIME	BLOOD PRESSURE READING		PULSE RATE	TOOK MEDICATION
		(Systolic) Top #	(Diastolic) Bottom #		Yes or No
					Y N
					Y N
					Y N
					Y N
					Y N
					Y N
					Y N
					Y N
					Y N
					Y N
					Y N
					Y N
					Y N
					Y N

Notes:

MY BLOOD PRESSURE TRACKING LOG

TODAY'S DATE	TIME	BLOOD PRESSURE READING		PULSE RATE	TOOK MEDICATION
		(Systolic) Top #	(Diastolic) Bottom #		Yes or No
					Y N
					Y N
					Y N
					Y N
					Y N
					Y N
					Y N
					Y N
					Y N
					Y N
					Y N
					Y N
					Y N

Notes:

MY BLOOD PRESSURE TRACKING LOG

TODAY'S DATE	TIME	BLOOD PRESSURE READING		PULSE RATE	TOOK MEDICATION
		(Systolic) Top #	(Diastolic) Bottom #		Yes or No
					Y N
					Y N
					Y N
					Y N
					Y N
					Y N
					Y N
					Y N
					Y N
					Y N
					Y N
					Y N
					Y N

Notes:

MY BLOOD PRESSURE TRACKING LOG

TODAY'S DATE	TIME	BLOOD PRESSURE READING		PULSE RATE	TOOK MEDICATION
		(Systolic) Top #	(Diastolic) Bottom #		Yes or No
					Y N
					Y N
					Y N
					Y N
					Y N
					Y N
					Y N
					Y N
					Y N
					Y N
					Y N
					Y N
					Y N

Notes:

MY BLOOD PRESSURE TRACKING LOG

TODAY'S DATE	TIME	BLOOD PRESSURE READING		PULSE RATE	TOOK MEDICATION
		(Systolic) Top #	(Diastolic) Bottom #		Yes or No
					Y N
					Y N
					Y N
					Y N
					Y N
					Y N
					Y N
					Y N
					Y N
					Y N
					Y N
					Y N
					Y N
					Y N

Notes:

MY BLOOD PRESSURE TRACKING LOG

TODAY'S DATE	TIME	BLOOD PRESSURE READING		PULSE RATE	TOOK MEDICATION
		(Systolic) Top #	(Diastolic) Bottom #		Yes or No
					Y N
					Y N
					Y N
					Y N
					Y N
					Y N
					Y N
					Y N
					Y N
					Y N
					Y N
					Y N
					Y N
					Y N

Notes:

MY BLOOD PRESSURE TRACKING LOG

TODAY'S DATE	TIME	BLOOD PRESSURE READING		PULSE RATE	TOOK MEDICATION
		(Systolic) Top #	(Diastolic) Bottom #		Yes or No
					Y N
					Y N
					Y N
					Y N
					Y N
					Y N
					Y N
					Y N
					Y N
					Y N
					Y N
					Y N
					Y N
					Y N

Notes:

MY BLOOD PRESSURE TRACKING LOG

TODAY'S DATE	TIME	BLOOD PRESSURE READING		PULSE RATE	TOOK MEDICATION
		(Systolic) Top #	(Diastolic) Bottom #		Yes or No
					Y N
					Y N
					Y N
					Y N
					Y N
					Y N
					Y N
					Y N
					Y N
					Y N
					Y N
					Y N
					Y N
					Y N

Notes:

MY BLOOD PRESSURE TRACKING LOG

TODAY'S DATE	TIME	BLOOD PRESSURE READING		PULSE RATE	TOOK MEDICATION
		(Systolic) Top #	(Diastolic) Bottom #		Yes or No
					Y N
					Y N
					Y N
					Y N
					Y N
					Y N
					Y N
					Y N
					Y N
					Y N
					Y N
					Y N
					Y N
					Y N

Notes:

MY BLOOD PRESSURE TRACKING LOG

TODAY'S DATE	TIME	BLOOD PRESSURE READING		PULSE RATE	TOOK MEDICATION
		(Systolic) Top #	(Diastolic) Bottom #		Yes or No
					Y N
					Y N
					Y N
					Y N
					Y N
					Y N
					Y N
					Y N
					Y N
					Y N
					Y N
					Y N
					Y N
					Y N

Notes:

MY BLOOD PRESSURE TRACKING LOG

TODAY'S DATE	TIME	BLOOD PRESSURE READING		PULSE RATE	TOOK MEDICATION
		(Systolic) Top #	(Diastolic) Bottom #		Yes or No
					Y N
					Y N
					Y N
					Y N
					Y N
					Y N
					Y N
					Y N
					Y N
					Y N
					Y N
					Y N
					Y N

Notes:

MY BLOOD PRESSURE TRACKING LOG

TODAY'S DATE	TIME	BLOOD PRESSURE READING		PULSE RATE	TOOK MEDICATION
		(Systolic) Top #	(Diastolic) Bottom #		Yes or No
					Y N
					Y N
					Y N
					Y N
					Y N
					Y N
					Y N
					Y N
					Y N
					Y N
					Y N
					Y N
					Y N
					Y N

Notes:

MY BLOOD PRESSURE TRACKING LOG

TODAY'S DATE	TIME	BLOOD PRESSURE READING		PULSE RATE	TOOK MEDICATION
		(Systolic) Top #	(Diastolic) Bottom #		Yes or No
					Y N
					Y N
					Y N
					Y N
					Y N
					Y N
					Y N
					Y N
					Y N
					Y N
					Y N
					Y N
					Y N
					Y N

Notes:

MY BLOOD PRESSURE TRACKING LOG

TODAY'S DATE	TIME	BLOOD PRESSURE READING		PULSE RATE	TOOK MEDICATION
		(Systolic) Top #	(Diastolic) Bottom #		Yes or No
					Y N
					Y N
					Y N
					Y N
					Y N
					Y N
					Y N
					Y N
					Y N
					Y N
					Y N
					Y N
					Y N
					Y N

Notes:

MY BLOOD PRESSURE TRACKING LOG

TODAY'S DATE	TIME	BLOOD PRESSURE READING		PULSE RATE	TOOK MEDICATION
		(Systolic) Top #	(Diastolic) Bottom #		Yes or No
					Y N
					Y N
					Y N
					Y N
					Y N
					Y N
					Y N
					Y N
					Y N
					Y N
					Y N
					Y N
					Y N
					Y N

Notes:

MY BLOOD PRESSURE TRACKING LOG

TODAY'S DATE	TIME	BLOOD PRESSURE READING		PULSE RATE	TOOK MEDICATION
		(Systolic) Top #	(Diastolic) Bottom #		Yes or No
					Y N
					Y N
					Y N
					Y N
					Y N
					Y N
					Y N
					Y N
					Y N
					Y N
					Y N
					Y N
					Y N
					Y N

Notes:

MY BLOOD PRESSURE TRACKING LOG

TODAY'S DATE	TIME	BLOOD PRESSURE READING		PULSE RATE	TOOK MEDICATION
		(Systolic) Top #	(Diastolic) Bottom #		Yes or No
					Y N
					Y N
					Y N
					Y N
					Y N
					Y N
					Y N
					Y N
					Y N
					Y N
					Y N
					Y N
					Y N

Notes:

MY BLOOD PRESSURE TRACKING LOG

TODAY'S DATE	TIME	BLOOD PRESSURE READING		PULSE RATE	TOOK MEDICATION
		(Systolic) Top #	(Diastolic) Bottom #		Yes or No
					Y N
					Y N
					Y N
					Y N
					Y N
					Y N
					Y N
					Y N
					Y N
					Y N
					Y N
					Y N
					Y N
					Y N

Notes:

MY BLOOD PRESSURE TRACKING LOG

TODAY'S DATE	TIME	BLOOD PRESSURE READING		PULSE RATE	TOOK MEDICATION
		(Systolic) Top #	(Diastolic) Bottom #		Yes or No
					Y N
					Y N
					Y N
					Y N
					Y N
					Y N
					Y N
					Y N
					Y N
					Y N
					Y N
					Y N
					Y N
					Y N

Notes:

MY BLOOD PRESSURE TRACKING LOG

TODAY'S DATE	TIME	BLOOD PRESSURE READING		PULSE RATE	TOOK MEDICATION
		(Systolic) Top #	(Diastolic) Bottom #		Yes or No
					Y N
					Y N
					Y N
					Y N
					Y N
					Y N
					Y N
					Y N
					Y N
					Y N
					Y N
					Y N
					Y N
					Y N

Notes:

NOTES

NOTES

NOTES

NOTES

NOTES

NOTES

NOTES

NOTES

NOTES

NOTES

Made in the USA
Monee, IL
24 June 2023